LUXEUIL-LES-BAINS

Extrait de L'INDEX MÉDICAL

DES

PRINCIPALES STATIONS THERMALES ET CLIMATIQUES

DE FRANCE

Publié collectivement par le *Syndicat général des Médecins
des Stations Balnéaires et Sanitaires de France*

PARIS

IMPRIMERIE TYPOGRAPHIQUE JEAN GAINCHE

15, rue de Verneuil, 15

1904

LUXEUIL - LES - BAINS

Luxeuil-les-Bains

(Haute-Saône)

EAUX CHLORURÉES ET FERRO-MANGANÉSIENNES,
THERMALES

Extrait de L'INDEX MÉDICAL
DES
**PRINCIPALES STATIONS THERMALES ET CLIMATIQUES
DE FRANCE**

Publié collectivement par le *Syndicat général des Médecins
des Stations Balnéaires et Sanitaires de France*

Luxeuil est située au pied des derniers contreforts des Vosges et, parmi les stations balnéaires de la région vosgienne, mérite une place importante.

SOURCES

Dix-huit sources thermales, d'un débit journalier de 600.000 litres, forment deux groupes distincts : les *Salines* émergent du granit ; les autres viennent du grès bigarré, ce sont les *Ferrugineuses*.

Les premières sont très chaudes (30° à 52°) et conservent une limpidité remarquable ; les secondes offrent une température de 21° à 29°, se troublent à l'air et laissent sur les parois un dépôt ocracé. Toutes ces sources, et surtout celle des *Dames*, renferment une notable proportion d'azote. Les sources salines renferment 1 gr. de chlorure de sodium, 3 à 4 milligr. de manganèse, 2 à 3 milligr. de fer, 1 centigr. de lithine, 10 centigr. de silice, 6 à 7 dixièmes de milligr. d'arsenic et des traces d'iode. Les sources ferrugineuses renferment 12 milligr. de fer, 7 centigr. de manganèse. La présence du manganèse, le plus précieux agent d'oxydation des globules sanguins, fait de ces sources une espèce unique en Europe.

MODES D'EMPLOI

C'est surtout *le traitement balnéaire externe* qui prédomine à Luxeuil (Bains en baignoire ou en piscine, douches, irrigations vaginales, lavages intestinaux, massage). Mais ce sont les irrigations vaginales qui sont le triomphe de la station.

Grâce à un ingénieux système de canalisation, l'eau est captée à sa sortie du griffon et menée, sans qu'elle voie le jour, directement dans la baignoire. On a affaire de la sorte à une eau pourvue de sa force naturelle, à de l'*eau vivante* qui conserve une température constante (48°-50°). L'eau du griffon arrive directement au contact du col de l'utérus avec la pression réduite au minimum. de façon à constituer un véritable bain local.

Les douches ascendantes couchées (véritables lavages de l'intestin) s'emploient beaucoup à Luxeuil depuis quelques années et rendent de grands services pour toutes les utérines et aussi pour tous les neuro-arthritiques adresses à cette station.

Les cabines sont aménagées avec tout le luxe et le confort voulus.

L'établissement comporte aussi l'emploi des douches les plus variées.

Enfin l'eau se prend également en *boisson*. L'eau saline est bue au griffon en petite quantité, et quant à l'eau ferrugineuse, qu'on peut boire pure ou mieux coupée d'eau alcaline, elle est bien tolérée par l'estomac et rend le fer plus assimilable à l'organisme en raison même de sa thermalité.

ACTION PHYSIOLOGIQUE ET MODE D'ACTION

Les eaux de Luxeuil sont *sédatives, déconges-tionnantes et toniques*. L'action physiologique du bain se traduit dans sa forme moyenne par une série de phénomènes dont l'ensemble indique un certain degré d'excitation. Cette excitation plus ou moins forte a pour effet de réveiller ou d'augmenter la vitalité des tissus, de faire passer les organes de l'inertie à l'activité et de leur donner ainsi la force de se dégager d'une maladie devenue indolente par sa chronicité. La stimula-tion peut être assez vive pour qu'au bout de quelques jours (cinquieme au huitième jour), les malades éprouvent de la fièvre, de l'inappétence, de l'agitation nocturne, de l'insomnie, de la tris-tesse et une grande lassitude physique et morale ; il y a quelquefois exaspération des douleurs ac-tuelles ou réveil des douleurs anciennes En général, ce moment critique dure peu et n'offre rien de grave : il atteste au contraire l'impres-sionnabilité de l'organisme.

Cette première période franchie, la cure se con-tinue paisiblement jusqu'à ce que des phéno-mènes analogues à ceux du début de la cure indiquent la saturation. Mais, en général, le calme renaît et finalement l'action physiologique d'une série de bains est franchement sédative d'une part et franchement tonique de l'autre.

Prises en boisson, ces eaux portent une douce stimulation sur la muqueuse digestive, excitent légèrement la soif et impriment une plus grande activité à l'estomac et à l'intestin dont la sécrétion est augmentée. C'est une eau très appropriée lorsqu'il s'agit de ranimer les fonctions trop languissantes du tube digestif : tout en facilitant l'évacuation alvine, elle relève le ton des organes et provoque l'appétit. Un autre effet est d'agir puissamment sur la sécrétion urinaire. Cette activité dans les diverses sécrétions intestinale, biliaire et rénale ne tarde pas à provoquer un effet résolutif marqué en vertu duquel tous les engorgements chroniques tendent à diminuer, à se résorber et à disparaître.

INDICATIONS

Luxeuil est une station surtout féminine par essence; les utérines pelviennes, génitales y sont donc en majorité. Ces eaux ont une action pour ainsi dire élective, le traitement par l'eau chaude étant devenu classique dans les affections utéro-annexielles. Aussi y voit-on affluer toutes les variétés de phlegmasies génitales profondes, cellulites et scléroses utéro-annexielles. Luxeuil aura pour effet de combattre les congestions, de faire résorber les exsudats, de régulariser la circulation locale, de calmer les douleurs et spasmes, tout en tonifiant l'état général. Il y a là une action toni-sédative très nette. Qu'il s'agisse de para et périmétrites (fixation de l'utérus soit par sclérose du tissu cellulaire des ligaments, soit par reliquats de pelvi-péritonite) ; qu'il s'agisse de flexions utérines, de prolapsus utéro-vaginal; qu'il s'agisse de sub ou superinvolution (scléroses infectieuses post-partum hypertrophiques ou atrophiques) ; qu'il s'agisse de dysménorrhée par sténose cervicale ou par difficulté de ponte ovarique (ovaires déviés, prolabés ou scléro-kystiques) ; qu'il s'agisse enfin d'endométrite chronique, — autant de cas liés pour la plupart à un état arthritique, — on rencontrera toujours des modifications défectueuses de la circulation pelvienne, réalisant la congestion des organes génitaux et provoquant de la pesanteur et des névralgies pelviennes et lombo-abdominales.

Nous tenons à faire mention de certaines variétés de fibromes utérins, surtout sous-péritonéaux, dans lesquels l'élément douleur seul est en jeu. Si Luxeuil ne guérit pas les fibromes utérins, ses eaux décongestionnent l'utérus et permettent à l'organisme épuisé par les pertes sanguines de résister à de nouvelles hémorrhagies.

Les malades sont alors dans de meilleures conditions pour supporter une opération chirurgicale, si elle était nécessaire.

La dysménorrhée, les accidents de la ménopause se trouveront bien de Luxeuil dont les eaux sédatives apaisent l'éréthisme nerveux et régularisent les troubles circulatoires.

Enfin la tradition a fait adopter Luxeuil comme jouissant d'une influence heureuse contre *la stérilité* Si cette stérilité est due à une hyperexcitabilité nerveuse, on aura recours à la balnéation sédative ; si, au contraire, il y a de l engorgement des organes pelviens avec torpeur et atonie, les bains chauds et l'emploi des douches sous toutes les formes seront prescrits.

ENTÉRITES

ENTERITE MUCO-MEMBRANEUSE

Le ralentissement des inflammations utéroannexielles sur l'intestin est presque constant : aussi la constipation, les différentes foimes d'entérite se rencontrent-elles chez la plupart des utérines. C'est dire que les douches ascendantes sont très suivies à Luxeuil. Aussi la clientèle des dyspeptiques atones, de certains gastralgiques, des entérites y augmente-t-elle chaque année.

NEURASTHÉNIE

Les neurasthéniques des deux sexes peuvent être adressés à Luxeuil. Les femmes paient largement leur tribut à cette maladie pendant la vie sexuelle et surtout à l'époque de la ménopause.

ARTHRITISME

RHUMATISME A FORME NÉVROPATHIQUE

Luxeuil est une station décongestionnante et anti-arthritique au premier chef. La classe des malades tributaires de la diathèse arthritique est très nombreuse. Ils sont en général rhumatisants et quelquefois goutteux, toujours en proie à une foule de malaises subits, aigus ou chroniques, très mobiles, où les phénomènes nerveux ou bien l'élément fluxionnaire jouent le principal rôle. La réputation des sources chaudes de Luxeuil dans la cure du rhumatisme chronique est depuis longtemps incontestée. Ces eaux sont très indiquées sous forme de bains dans le traitement des affections rhumatismales à forme névropathique, de la sciatique invétérée, des parésies musculaires et paralysies d'origine rhumatismale, des névralgies rebelles et des névrites.

Enfin signalons les remarquables effets produits par les douches chaudes dans les dermatoses pru-

rigineuses, le prurigo arthritique *sine materia*.
Notons aussi que les piscines de Luxeuil jouissent
d'une vieille réputation dans le traitement des
phlébites, et cette reputation est pleinement justi-
fiée par les cures remarquables obtenues chaque
année.

ANÉMIQUES, LYMPHATIQUES

Les sources ferio-manganésiennes méritent une
mention spéciale, car leur composition, presque
unique, nous révèle qu'elles sont souveraines
contre la *chlorose* et l'*anémie* et dans tous les cas
où l'organisme réclame du fer, dans les convales-
cences, dans les anémies consécutives aux maladies aigues, aux hémorrhagies et surtout chez
les jeunes enfants lymphathiques. Ces eaux non
seulement contiennent du fer sous forme de car-
bonates et phosphates assimilables, mais surtout
du manganèse, le plus précieux agent d'oxydation des globules sanguins, de l'arsenic et de
l'iode. Dans le traitement de l'anémie la chaleur
des eaux ferro-manganésiennes de Luxeuil est
doublement précieuse. d'une part, elle permet
d'administrer des bains généraux d'eau ferrugineuse presque pure, et, d'autre part, elle rend
ces eaux tolérables pour l'estomac qui s'assimile
le fer qu'elles contiennent.

CONTRE-INDICATIONS

Rhumatisme aigu ; goutte floride ; affections cardiaques aigues et subaiguës ; cardiopathies avec asystolie surtout chez le vieillard ; maladies de l'aorte ; lésions cérébro-spinales ; hysteria major, hystéro-épilepsie.

RENSEIGNEMENTS PRATIQUES

LUXEUIL, 5 000 habitants, chef-lieu de canton du département de la Haute-Saône, a 406 kilometres de Paris. Réseau de l'Est.

Altitude : 350 mètres.

Climat vosgien, tempéré et salubre.

Routes excellentes pour la bicyclette et l'automobile.

Saison du 15 mai au 1er octobre.

Itinéraires par les voies ferrées

De Paris a Luxeuil (Ligne de Belfort). — Service direct et sans transbordement, du 1er juin au 20 septembre, par le train des eaux. Durée du trajet : 7 heures. Wagon-Restaurant.

De Marseille, Lyon, Mâcon, Dijon à Luxeuil, viâ Is-sur-Thille et Chalindrey.

De Saint-Pétersbourg, Berlin, Cologne a Luxeuil, viâ Carlsruhe, Strasbourg, Nancy.

D'Amsterdam, La Haye, Rotterdam a Luxeuil, viâ Bruxelles, Arlon, Nancy.

De Londres a Luxeuil (par le Calais-Bâle), *viâ* Boulogne, Amiens, Laon, Reims, Châlons, Nancy.

De Constantinople, Bucarest, Vienne à Luxeuil, viâ Strasbourg, Nancy.

De Moscou, Varsovie, Vienne a Luxeuil, viâ Strasbourg, Nancy.

De Bruxelles a Luxeuil, viâ Arlon, Longwy, Nancy, ou *viâ* Saint-Quentin, Reims, Nancy.

De Bâle, Mulhouse a Luxeuil (par le Bâle-Calais), *viâ* Belfort, Lure.

Téléphone

Luxeuil est relié à Paris par le téléphone.

Traitement thermal

La Société fermière de l'Etablissement thermal accorde :

1° Pendant toute la saison, la gratuité du traitement aux membres du corps médical et à leur famille ;

2° Du 15 mai au 1ᵉʳ juillet et du 1ᵉʳ septembre au 1ᵉʳ octobre, une réduction de 33 o/o sur le prix du traitement a toute la clientele étrangere.

Médecins

MM. BORNEQUE, CAUSERET, GALLIOT, GAUTHIER pere, GAUTHIER fils, HERAUT, R. DE LANGENHAGEN, Mlle LIPINSKA, PARIS, PICOT.

Hôtels, Restaurants, Villas, Maisons meublées.

Remises et fosses pour automobiles.

Pension a partir de 8 francs par jour (hôtels de premier ordre).

Réductions de prix du 15 mai au 1er juillet et du 1er septembre au 1er octobre.

Distractions

Conceits dans le parc de l'Etablissement thermal.
Lawn-tennis. Jeux divers. Casino. Theâtie.
Promenades et excursions dans les environs.

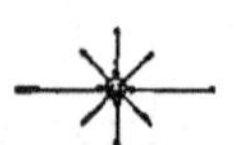

Paris. — Imp. Jean Gainche, 15, rue de Verneuil

www.ingramcontent.com/pod-product-compliance
Lightning Source LLC
LaVergne TN
LVHW010108060726
842524LV00006B/2391